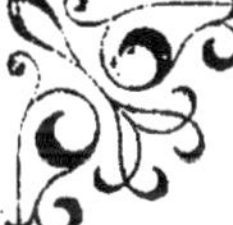

INSTRUCTION

POUR

LE TRAITEMENT HOMOEOPATHIQUE

PRÉSERVATIF ET CURATIF

DU CHOLÉRA;

PAR

M. A.-F. ANDRIEU,

D'AGEN,

ANCIEN PROFESSEUR-AGRÉGÉ DE LA FACULTÉ DE MÉDECINE DE MONTPELLIER.

—

PRIX : 50 Centimes.

SE VEND A AGEN

A LA LIBRAIRIE D'ACHILLE CHAIROU, RUE GARONNE.

—

IMPRIMERIE DE PROSPER NOUBEL.

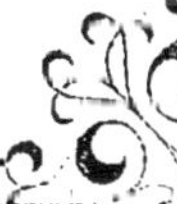

1854.

INSTRUCTION

POUR

LE TRAITEMENT HOMOEOPATHIQUE

PRÉSERVATIF ET CURATIF

DU CHOLÉRA;

PAR

M. A.-F. ANDRIEU,

D'AGEN,

ANCIEN PROFESSEUR-AGRÉGÉ DE LA FACULTÉ DE MÉDECINE DE MONTPELLIER.

—

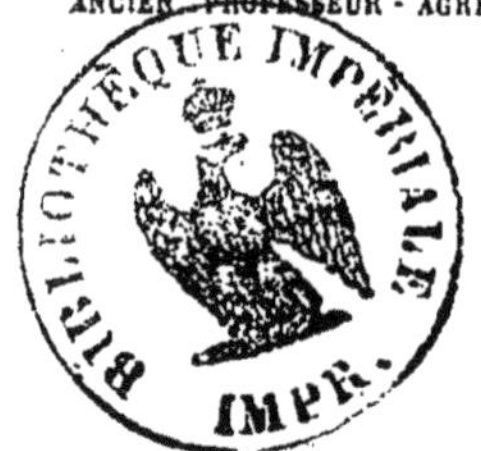

PRIX : 50 Centimes.

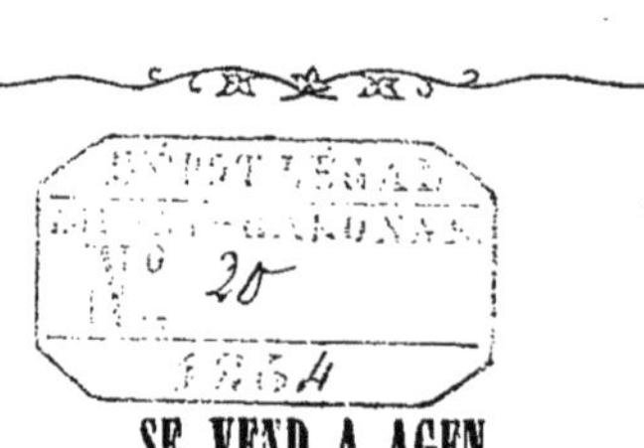

SE VEND A AGEN

A LA LIBRAIRIE D'ACHILLE CHAIROU, RUE GARONNE.

IMPRIMERIE DE PROSPER NOUBEL.

1854.

AVANT-PROPOS.

⊸❧⊷

Salus populi suprema lex.

Je publie cette brochure dans l'intérêt de mes clients et de l'humanité. Je n'ai pas la prétention de dire quoi que ce soit, que d'autres médecins homœopathes n'aient dit avant moi et mieux que moi. Hahnemann a trouvé la vérité thérapeutique, nous n'avons qu'à déduire les corollaires d'un théorème désormais inattaquable. Toutes les instructions pour le traitement du choléra sont absolument identiques. Cette absolue identité prouve que nous sommes en possession de la vérité. Je parle des doctrines et non des hommes ; personne n'a le droit de se croire attaqué par moi. Si des noms propres se trouvent mêlés à la discussion, c'est leur faute et non la mienne.

L'homœopathie adulte n'exige pas de moi que je descende dans l'arène ; toute attaque resterait sans réponse.

Agen, le 8 Septembre 1854.

[illegible]

[illegible] the discussion [illegible]
[illegible]
[illegible]

INTRODUCTION.

Le choléra est le triomphe de l'homœopathie. La médecine ancienne, stérile au milieu de ses prescriptions anarchiques, ne
peut ni prévenir la maladie imminente, ni la guérir lorsqu'elle
est développée. Sa thérapeutique n'a pas fait un pas depuis 24 ans.
Elle n'a à sa disposition que des remèdes incendiaires destinés à
amener une réaction, qu'elle ne sait ni maîtriser, ni conduire
lorsqu'elle l'a obtenue. Comme elle ne possède pas de remèdes qui
soient en rapport avec la nature du mal, elle reste désarmée devant une maladie essentiellement spécifique.

Mais je viens de supposer que l'allopathie a triomphé, par les
moyens dont elle dispose, de la période algide du choléra ; or,
elle est le plus souvent impuissante à atteindre ce résultat. Je
laisse parler, à ce sujet, M. Sirus-Pirondy, chirurgien en chef de
l'Hôtel-Dieu de Marseille. Voici comment il fait le bilan de la
vieille médecine, dans la *Revue thérapeutique du Midi*, du
30 août 1854.

« J'affirme, dit ce médecin, que dans les cas où l'algidité est
malheureusement prononcée, tous les moyens habituellement
employés, tels que les larges vésicatoires au dos, les frictions générales avec l'eau sinapisée, les bains de vapeur, les potions sti-
mulantes de toutes sortes, ne paraissent pas produire de grands
effets. Sans doute, on remarque parfois, ajoute-t-il, quelque
réaction chez les malades, mais elle est de courte durée, et la
terminaison n'en est pas moins funeste ; *du moins la guérison
est rare à tel point, qu'il est permis de se demander si c'est
réellement le résultat du traitement ou l'heureux effet de la
résistance vitale du malade.* »

Le maire de la ville de Dôle (Jura) écrit au docteur Chargé , à la date du 20 août 1854 : « Le choléra vient de dépeupler notre ville (sic)........; pas un malade sérieusement pris n'a pu être sauvé. »

A côté de ces désolantes paroles, je suis trop heureux de pouvoir signaler les résultats obtenus par M. Chargé , de Marseille, qui sur la brèche, ainsi qu'il le dit, pendant deux mois entiers, n'a vu succomber entre ses mains qu'un très-petit nombre de malades.

D'une part, on le voit, aveu de l'impuissance la plus radicale, de l'autre, au contraire, affirmation la plus positive touchant les succès obtenus.

Mais ce n'est pas tout ; nous assistons à un triste et étrange spectacle : certains médecins avouent l'inanité des traditions thérapeutiques de l'ancienne école; ils connaissent la valeur incontestable des remèdes homœopathiques , mais ils n'ont pas le courage de rendre publiquement hommage à la vérité.

M. Sirus-Pirondy nous dit que les médicaments qui lui ont rendu les plus incontestables services dans le traitement du choléra, sont la teinture de camomille chez les enfants, l'ipécacuanha, l'esprit de camphre et la teinture de *veratrum album* , chez les adultes. Je le demande à tout médecin de bonne foi, qui a pu révéler une semblable thérapeutique à M. Sirus-Pirondy, autrefois zélé sectateur de la doctrine du contro-stimulisme, si ce n'est la lecture des livres sortis de l'école hahnemannienne ?

Il n'a pas employé, il est vrai, les doses infinitésimales ; mais il ne faut pas cesser de le répéter bien haut, la doctrine homœopathique ne réside pas dans l'administration de doses infiniment petites. Hahnemann avait formulé sa doctrine tout entière, avant d'être arrivé *à posteriori* et par la voie de l'expérience clinique à la théorie de la dynamisation des médicaments et à l'emploi des teintures diluées.

Qu'il le veuille ou ne le veuille point, un médecin est homœopathe , lorsqu'il dirige contre une maladie un remède qui , ayant été expérimenté sur l'homme sain et sur les animaux , développe un ensemble de symptômes semblables à ceux qui caractérisent cette maladie.

Or, M. Sirus-Pirondy connait trop bien ce que l'école ancienne est convenue d'appeler *l'action physiologique des médicaments*, pour ne pas savoir que *l'ipécacuanha*, le *camphre* et le *veratrum album* représentent par leur symptomatologie les caractères les plus tranchés de certaines formes du choléra. Donc M. Sirus-Pirondy , en administrant du camphre , de l'ipécacuanha et surtout de l'ellébore blanc , à petites doses , aux cholériques de Marseille , a fait de l'homœopathie. En attendant qu'il ait le courage de le dire , constatons *que ces médicaments lui ont rendu, à lui allopathe, les plus incontestables services.*

En l'année 1853 , M. Everard [1] a été témoin , en Russie, de tentatives homœopathiques déguisées, faites par le docteur Mandt dans l'hôpital de Crasno-Celo , situé près de Saint-Pétersbourg. Là encore, c'est le choléra qui a été combattu par une série de médicaments empruntés à la matière médicale homœopathique. Ces médicaments sont *le veratrum album , l'acide phosphorique , le camphre , l'arsenic , l'extrait alcoolique de noix vomique , les extraits d'aconit , de bryone , de belladone et de rhus toxicodendron.*

Toutes ces substances recevaient une préparation préalable , qui consistait dans une trituration de deux heures au moins et étaient administrées, à la dose de $^1/_{50}$ de grain, à des intervalles plus ou moins rapprochés. En raison de l'exiguité des doses qu'il administre , le docteur Mandt donne à son mode de traitement le nom de *méthode atomistique*.

---

[1] M. Everard est membre honoraire de l'Académie royale de Médecine de Belgique.

Dans le traitement institué par ce médecin , l'usage du *vera-trum album*, *du camphre* , *de la noix-vomique* et *de l'acide phosphorique* correspond à la période algide du choléra.

Lorsque la période de réaction est arrivée, il continue exclusivement l'extrait de noix vomique , auquel il adjoint l'extrait d'aconit et de bryone , suivant qu'il veut combattre un excès de réaction ou qu'il prévoit une apparence de retour de choléra. Si la langue devient sèche , la tête douloureuse , les idées obtuses ou mêlées d'exaltation ou de délire, le docteur Mandt donne l'extrait alcoolique de racine de belladone. Mais s'il survient, au contraire, un affaissement général des forces et un état typhoïde , il a recours au *rhus toxicodendron*.

M. Everard, qui a été témoin de la pratique de M. Mandt durant l'année 1853 , prétend avoir vu guérir par sa méthode des malades qui inspiraient les plus vives inquiétudes. Il affirme que les guérisons obtenues dans la deuxième phase du choléra , soit dans le vaste hôpital du camp de Crasno-Celo , soit à celui de Gatchina où 800 cholériques ont été traités par cette méthode , soit à Moscou, où les médecins du grand hôpital civil ont appliqué le *système atomistique* , *ont été extrêmement remarquables et ont notablement dépassé les proportions habituelles.*

Le compte rendu de M. Everard a trouvé grâce devant M. Amédée Latour, qui lui a ouvert les colonnes de l'*Union Médicale.* [1]

Le vol fait par M. Mandt à la doctrine de Hahnemann est des plus audacieux. En effet, le choix des remèdes, leur préparation pharmaceutique, leur dosage, leurs indications, tirées le plus souvent de la similitude de leurs symptômes pathogénétiques avec ceux de la maladie, tout dans la pratique du docteur Mandt révèle un emprunt fait à l'homœopathie.

[1] Voir le n° du 2 mars 1854 de l'*Union Médicale.*

Certes, je ne veux pas proposer l'homœopathie de **M. Mandt** comme un modèle à suivre , mais au fond, si une idée vit dans sa *méthode atomistique*, c'est l'idée de Hahnemann. Et notez-le bien, cette grossière homœopathie, émanation de la doctrine hahnemannienne, *produit des guérisons extrêmement remarquables et qui dépassent notablement les proportions ordinaires.*

M. Sirus-Pirondy et **M.** Mandt ne signalent pas le cuivre comme ayant été employé par eux dans le traitement préventif ou curatif du choléra. **M.** Burck s'est en quelque sorte chargé de remplir cette lacune. D'après ce médecin, qui a parcouru dans un but scientifique la plupart des contrées de l'Europe, les ouvriers qui travaillent sur le cuivre ont, dans tous les pays et à peu près sans exception, été exempts du choléra. Pourquoi cette terrible maladie les a-t-elle épargnés au centre des lieux ravagés par elle, alors qu'ils étaient, au nombre de plusieurs centaines, agglomérés dans des espaces relativement étroits et souvent malsains? Parce que, sans aucun doute, il existe entre les émanations du cuivre et l'agent pathogénétique du choléra-morbus un rapport antidotaire.

C'est ainsi qu'en a jugé le docteur Burck ; car il conseille de porter, à titre de préservatif, des plaques de cuivre appliquées sur la peau. Ce médecin ignorait-il que l'homœopathie comptait ce métal au nombre de ses plus héroïques médicaments anticholériques? Ignorait-il aussi que sa découverte prophylactique n'était qu'un misérable plagiat? Faut-il lui apprendre que depuis trente ans certains médecins homœopathes ont conseillé de porter une pièce de cuivre appliquée sur le creux de l'estomac, dans le but d'éviter l'intoxication cholérique?

Les journaux allopathiques ont enregistré la prétendue découverte du docteur Burck, tout en continuant à rejeter l'homœopathie. Les recherches de M. Burck sont intéressantes, je ne le

nie pas, et je suis heureux d'apprendre par lui que la vertu anti-
cholérique du cuivre a été constatée dans toutes les contrées de
l'Europe. Mais avant la constatation de ce fait empirique, il exis-
tait une doctrine thérapeutique, qui avait déduit scientifiquement
et *à priori*, les vertus curatives et préservatives du cuivre, à l'en-
contre du choléra, des effets pathogénétiques purs, fournis par
l'expérimentation de cette substance sur l'homme sain.

Le camphre, l'arsenic, l'ellébore blanc et le cuivre, ont été
empruntés à l'homœopathie à titre d'agents préservatifs ou curatifs du choléra-morbus ; et nous devons convenir que les allopa-
thes nous ont emprunté nos moyens curatifs les plus sûrs et les
plus énergiques. Pourquoi ces médicaments constituent-ils nos
moyens thérapeutiques les plus précieux ? Parce qu'administrés
à dose suffisante à l'homme en santé, ils reproduisent exactement
les symptômes des diverses périodes ou des diverses formes du
choléra asiatique.

Il est vrai que certains de nos adversaires nous disent : Les
pathogénésies de vos médicaments sont illusoires; elles sont
écloses de quelques cerveaux malades.

A ceux qui nous diraient que nos pathogénésies sont fausses, je
répondrais en les renvoyant aux faits acceptés et publiés par
l'allopathie. Que l'homme le plus prévenu contre nous lise, dans
la Toxicologie d'Orfila, l'histoire de l'empoisonnement de Souf-
flard; il retrouvera dans la série des symptômes éprouvés par ce
malheureux, les traits les plus caractéristiques de la période
cyanique du choléra-morbus. M. Constantin James, qui a re-
cueilli dans la prison l'histoire de cet empoisonnement, déclare
que les symptômes présentés par le malade étaient ceux du choléra algide le plus violent.

Dans une récente discussion qui vient d'avoir lieu au sein de la
Société médicale des hôpitaux de Paris,[1] au sujet de l'action thé-

---

[1] Voir le numéro de l'*Union médicale* du 1er mars 1854.

rapeutique de la vératrine, M. Legroux, après avoir vivement reproché à son collègue le docteur Aran la témérité injustifiable de ses expérimentations sur les malades, énumère ainsi les effets violents produits par la vératrine (principe actif du *veratrum album*) sous les yeux et sur les malades de M. Aran lui-même : « Envies de vomir, nausées, vomissements, hoquets fatigants, sensations de brûlure le long de l'œsophage, dévoiement, ralentissement du pouls et de la respiration, refroidissement de la peau tel qu'elle donne au toucher la sensation désagréable que procure le contact des animaux à sang froid, immobilité du malade, face pâle, fatiguée, amaigrie, exprimant l'accablement, yeux sans expression, voix affaiblie, éteinte, etc., etc. » Tels sont les symptômes dus à l'action du principe actif de l'ellébore blanc. Aussi M. Legroux s'écrie-t-il naïvement : *Voilà l'image du choléra !*

Si M. Legroux avait fait à Hahnemann l'honneur de lire sa pathogénésie du *veratrum album*, son étonnement eût été moins grand à l'aspect des effets toxiques cholériformes produits par son confrère au moyen de la vératrine.

Les médecins de l'ancienne école constatent que *l'arsenic* et le *veratrum album* produisent un choléra artificiel, lorsqu'on les administre à l'homme en santé. Comment se fait-il donc que MM. Mandt et Sirus-Pirondy administrent ces médicaments, à petites doses, à leurs malades cholériques ? Je charge de la réponse tout homme impartial et de bonne foi.

Il ne me reste plus qu'à constater, d'après les faits que je viens de mettre en lumière, que la supériorité de l'homœopathie sur les autres méthodes de traitement du choléra est proclamée par ceux qui, subrepticement, nous empruntent nos médicaments mal préparés, donnés à doses trop fortes et administrés trop souvent d'après des indications mal définies.

Je termine cette introduction, que je ne crois pas inutile, en me félicitant de voir certains de nos adversaires , vaincus par la force de la vérité, rendre un hommage involontaire à cette doctrine de Hahnemann qu'on insulte depuis cinquante ans, tout en s'appropriant ses résultats thérapeutiques.

TRAITEMENT HOMŒOPATHIQUE

PRÉSERVATIF & CURATIF

DU CHOLÉRA ÉPIDÉMIQUE.

CONSEILS HYGIÉNIQUES.

Lorsque le choléra exerce ses ravages, il ne faut pas négliger de mettre à profit les sages conseils de l'hygiène. Certainement, en dehors de l'action du miasme épidémique, ni les excès de table, ni l'habitation de lieux malsains, ni la chaleur la plus violente, ni le froid le plus rigoureux , ni les affections morales les plus déprimantes, ne peuvent faire naître cette funeste maladie. Les lieux les plus salubres comme les plus malsains, les sommets des montagnes comme les profondeurs des vallées ont payé leur tribut à ce terrible fléau. Des villes propres, bien aérées, à rues largement ouvertes , ont été ravagées par le choléra ; tandis que d'autres, à population agglomérée, à rues sales et étroites, en ont toujours été exemptes. En un mot, de toutes les conditions anti-hygiéniques réunies on ne fera pas sortir le choléra ; de même qu'on ne saurait sûrement se préserver de ses atteintes par les plus saines pratiques de l'hygiène.

Le choléra est engendré par une cause spécifique ; à cette cause spécifique il faut opposer des remèdes préservatifs.

Cependant à côté de cette vérité, il est un fait que toutes les épidémies de choléra ont mis en lumière ; c'est que les hommes usés par les excès ou par les privations, affaiblis par les veilles ou les travaux excessifs, terrifiés par la crainte de la mort ou accumulés dans des habitations insalubres, étaient les premières victimes de l'épidémie. Les transgressions des lois de l'hygiène prédisposent donc aux atteintes du choléra.

En temps d'épidémie, il faut, s'il est possible, surmonter la frayeur qu'elle inspire, et faire diversion aux préoccupations du moral par le travail et la distraction. On doit redoubler de propreté dans l'intérieur des maisons et enlever soigneusement les immondices des rues. Les croisées des appartements doivent rester largement ouvertes durant plusieurs heures chaque jour; un système de ventilation doit être établi pour obtenir le renouvellement de l'air. Il est nécessaire d'éviter également l'action du froid et de la chaleur , et surtout de se soustraire aux variations brusques et fortes de la température. Il est urgent de se prémunir contre la fraicheur des nuits, et de porter, à cet effet, un caleçon de flanelle ou une pièce de laine appliquée sur le bas-ventre. Il est utile de se coucher de bonne heure et de réparer ses forces par un sommeil suffisamment prolongé.

Il faut éviter les excès de toute nature, surtout ceux qui portent une atteinte radicale et soudaine aux forces de la vie. Les repas doivent être pris à des heures régulières, et chacun aura soin de s'abstenir des aliments qu'il sait être pour lui de difficile digestion. En dehors de ce précepte, je ne formule pas d'exclusion au sujet de telle ou telle substance alimentaire. Il n'est pas facile au plus grand nombre de suivre un régime modèle. Les fruits mûrs mangés en quantité modérée ne sont pas nuisibles. Le vin mêlé avec de l'eau est la meilleure des boissons. Celui qui a l'habitude de prendre du café , du thé, de l'eau-de-vie, doit continuer d'en user , mais avec une grande retenue. Il en est de même de celui qui fume depuis longues années, il ne doit pas supprimer complètement l'usage du tabac. Les habitudes, même mauvaises, doivent être conservées dans de certaines limites.

Leur suppression brusque amènerait dans l'organisme des perturbations vitales qui favoriseraient l'invasion du choléra.

Il faut se garder de prendre à jeun ou entre les repas des boissons froides ou glacées, surtout lorsque le corps est en sueur ; les accidents les plus graves pourraient être la suite d'une pareille imprudence.

Tels sont les préceptes hygiéniques qui me paraissent les plus propres à faire éviter les atteintes de toutes les maladies épidémiques.

TRAITEMENT PRÉSERVATIF.

Si les pratiques de l'hygiène la mieux entendue ne sont que des préservatifs secondaires, il est de toute évidence qu'il faut avoir recours à des moyens plus efficaces pour se soustraire aux coups de l'épidémie. Ces moyens, l'homœopathie les a trouvés il y a vingt-cinq ans, et depuis l'apparition du choléra en Europe elle les offre à tous ceux qui ont foi en elle. Les succès obtenus dans trois épidémies successives ont consacré définitivement la puissance prophylactique des médicaments homœopathiques.

Ces médicaments sont au nombre de quatre, savoir : *l'esprit de camphre, le veratrum, le cuprum* et *l'arsenicum.* Hahnemann affirme qu'aucun cas de choléra ne se déclara à Kœten, grâce aux médicaments dont il avait pourvu tous les habitants. Marienzeller a vu 150,000 individus faire usage des remèdes préservatifs et échapper presque tous aux atteintes du choléra. Le docteur Jal certifie que, parmi les personnes auxquelles il a donné les médicaments préservatifs, plusieurs ont eu la cholérine légère mais aucune le choléra. Enfin, M. Chargé, de Marseille, qui a traversé dans cette ville trois épidémies meurtrières, vient de livrer au public, sous la responsabilité de sa probité scientifique, ces remarquables résultats de son expérience personnelle, à savoir que de tous ceux qui prennent les remèdes préservatifs, quelques-uns peuvent bien avoir une indisposition , mais aucun le choléra.[1]

Le camphre, quoique véritablement préservatif, a été abandonné par le plus grand nombre des médecins homœopathes, parce que son action est de courte durée, et parce qu'il est l'antidote des autres remèdes préservatifs dont il pourrait contrarier les effets. Nous ne proposons que trois médicaments qui sont : le *veratrum album*, le *cuprum* et l'*arsenicum*. A eux trois, ils résument la symptomatologie du choléra asiatique.

Il faut prendre le matin à jeûn, deux heures avant le repas, et tous les trois jours , tantôt de l'un , tantôt de l'autre de ces médicaments, en commençant par le *veratrum* et en terminant par l'*arsenicum*. Lorsque la série de ces médicaments est épuisée, on les prend de nouveau dans le même ordre , ayant soin de continuer ainsi jusqu'à la fin de l'épidémie , sans aucune interruption.

Les médicaments peuvent être administrés sous forme de globules ou sous forme de gouttes. Si l'on a recours aux globules , on administre à un adulte de quatre à six globules dissous dans une cuillerée d'eau ; aux enfants, on ne donne que deux à trois globules. Si l'on préfère administrer les remèdes sous forme de gouttes , je conseille de verser une goutte du médicament indiqué dans huit cuillerées d'eau, et de prendre une cuillerée à bouche de cette solution, après l'avoir fortement agitée. Une cuillerée à café du même liquide suffira pour les enfants.

---

[1] Voici textuellement reproduites les paroles du docteur Chargé :

« L'expérience m'autorise à affirmer de la manière la plus absolue que, de tous ceux qui prennent ces préservatifs , quelques-uns peuvent bien avoir une indisposition , mais aucun le choléra. »

TRAITEMENT CURATIF DU CHOLÉRA

Dans ses diverses périodes et sous ses principales formes.

Quelquefois le choléra débute brusquemeut et de la manière la plus grave. Le plus souvent, au contraire, il s'annonce par des symptômes précurseurs. En raison de cette dernière circonstance, les médecins de toutes les écoles s'accordcnt sur cc point, qu'en temps d'épidémie cholérique, les indispositions les plus légères doivent être prises en grande considération. Les symptômes les plus insignifiants en apparence sont les prodromes du choléra ; ces symptômes sont les suivants :

Embarras, douleur et lourdeur de tête, vertiges, étourdissements, bruissements et tintements d'oreilles, abattement des forces, accablement moral, lassitude, malaise général, angoisses, insomnie, perte d'appétit avec peu ou point de soif, sentiment de pesanteur et quelquefois d'ardeur, qui s'étend de l'estomac jusqu'à la gorge. Visage pâle et froid, frissons vagues et irréguliers, ou bien refroidissement général ou partiel, défaillance, sueurs, ralentissement et petitesse du pouls, engourdissement des doigts, crampes légères dans les mollets et dans d'autres muscles, absence de vomissements et de diarrhée.

Dès que plusieurs ou la totalité de ces symptômes existent, le malade doit être placé dans un lit chaud, où il sera suffisamment couvert ; et sans différer un seul instant, il prendra deux goutes d'esprit de camphre de Hahnemann versées sur un morceau de sucre ou mêlées à une demi-cuillerée d'eau fraiche. Le médicament sera répété ainsi, de cinq en cinq minutes, jusqu'à ce que la chaleur ait reparu , que le pouls ait repris sa force et sa fréquence, et que la sueur générale se soit établie. Ce résultat est obtenu le plus ordinairement après la cinquième ou sixième dose.

Si le choléra est ainsi attaqué dès le début, presque toujours la guérison est sûre et immédiate.

Le point essentiel dans le traitement de cette première période de la maladie , c'est de ne pas perdre de temps. Quoique l'expérience ait établi que ces accidents peuvent durer de un à huit jours, ils peuvent aussi ne durer que quelques moments, et être remplacés brusquement par le choléra confirmé. *Si les vomissements et la diarrhée se sont déjà manifestés , le camphre ne produit plus aucun effet salutaire.* Ce médicament , ainsi que le dit le docteur Chargé , n'est le spécifique de la maladie que dans la première période.

Il faut être très attentif à ne pas dépasser la dose d'esprit de camphre indiquée plus haut. Le docteur Hering a constaté plusieurs fois que le camphre administré à trop fortes doses , soit comme agent préservatif , soit comme moyen curatif, amenait le développement *d'un choléra artificiel* , qu'il était obligé de faire cesser à l'aide du café noir.

Nous avons vu jusqu'à ce moment le choléra se manifester par un ensemble de symptômes généraux et spasmodiques , mais bientôt l'affection se localise et le tube digestif devient le siége de désordres inquiétants. La bouche est sèche et pâteuse, la langue se recouvre d'un enduit gluant, la diarrhée s'établit. Les selles sont tantôt sanguinolentes , tantôt jaunâtres , verdâtres ou brunes ; plus tard , elles deviennent muqueuses, blanchâtres, liquides, semblables à une décoction de riz un peu épaisse ; elles laissent déposer des flocons de matière albumineuse. Elles sont précédées de borborygmes et de gargouillements et sont chassées hors des intestins avec force et comme par le jet d'une seringue. Les urines sont épaisses, rares et rouges. Les vomissements sont presque nuls ou n'existent point. C'est à ce groupe de symptômes que l'on a donné le nom de *Cholérine.*

Le remède qui convient à cette forme légère du choléra, c'est l'*acide phosphorique* 6me dilution. La dose de ce médicament est de trois à six globules donnés à sec sur la langue. Il appartient au médecin, seul, de juger des différences des tempéraments et des réceptivités médicamenteuses, et d'administrer des gouttes entières, s'il le juge convenable. Cette seule dose suffit habituellement pour faire disparaître la maladie. Si, au bout d'une heure, on ne remarque pas d'amélioration, ou si l'amélioration déjà obtenue reste stationnaire, il faut répéter d'heure en heure la même dose d'acide phosphorique jusqu'à la disparition des symptômes. Le malade doit être tenu chaudement dans son lit et soumis à la diète la plus rigoureuse. S'il est tourmenté par la soif, il faut lui donner à boire une cuillerée à bouche d'eau froide, de dix minutes en dix minutes. Une transpiration modérée, la diminution des évacuations intestinales et des borborygmes, une sorte d'épanouissement des traits de la face annoncent la guérison.

Souvent une forme opposée de choléra se présente, les évacuations intestinales sont rares ou nulles; si elles existent, elles sont jaunes et suivies après leur expulsion d'efforts réitérés, douloureux et inutiles, d'aller à la garde-robe. Des nausées, une salivation abondante, des vomissements violents et multipliés de mucosités jaunâtres, tels sont les symptômes prédominants

Dans ce cas, l'indication d'administrer l'*ipécacuanha* est positive ; tous les homœopathes s'accordent à proposer la troisième dilution. Il faut donner trois à six globules de ce médicament, de demi-heure en demi-heure, et les administrer dissous dans une cuillerée d'eau froide. Cependant, si le malade en proie à de violentes contractions de l'estomac rejette le remède, il faudra donner immédiatement une nouvelle dose de celui-ci, et déposer les globules secs sur la langue; tandis que, pour dompter les vomissements, on fera avaler un fragment de glace de quart d'heure en quart d'heure. Il faut insister sur ce traitement, jusqu'à ce que les symptômes s'améliorent notablement ou disparaissent.

Jusqu'à ce moment nous n'avons étudié le choléra que dans ses débuts, et, si l'on veut, dans ses manifestations peu intenses. Mais c'est dans le principe qu'il faut s'opposer au progrès du mal; et sous l'influence du traitement proposé, bien des cas de choléra avortent qui seraient devenus mortels.

Maintenant, abordons le choléra grave; et, avec le docteur Chargé, traçons à grands traits sa symptomatologie.

La voix est altérée, affaiblie, à peine perceptible, ou bien elle est rauque et comme flûtée. Le malade est profondément amaigri ; la faiblesse est excessive; yeux caves, regard éteint, sens émoussés ; froid glacial dans tout le corps et surtout aux extrémités, au visage et à la langue ; la peau est baignée d'une sueur froide visqueuse ; urine supprimée; les selles coulent involontairement, fréquentes, abondantes, chargées de grumeaux et sans odeur aucune; soif violente avec désir d'eau froide, mais aussitôt après avoir bu, vomissements des boissons ingérées; les vomissements incessants fournissent des produits analogues aux selles; le ventre est déprimé, ordinairement insensible à la pression ; les battements du pouls sont de moins en moins sensibles au toucher ; la respiration s'embarrasse, devient très-pénible ; l'haleine est froide, les crampes tourmentent les membres inférieurs.

Ici le médicament incomparable, le véritable spécifique, c'est le *veratrum album* dont les symptômes pathogénétiques couvrent tous ceux de la maladie. Sans perdre de temps, on fait dissoudre dans un verre d'eau dix à douze globules de la 12ᵐᵉ dilution de ce médicament. Si l'on ne possède pas de globules, on mêle une goutte de la 12ᵉ dilution de ce même médicament à la même quantité d'eau, et l'on administre de ce liquide une cuillerée à bouche de dix minutes en dix minutes. On observe les effets produits, et à mesure que les symptômes graves s'amendent ou disparaissent, on a soin d'éloigner les doses. Ainsi, on arrive progressivement à ne donner une dose de *veratrum album* que chaque quart-d'heure, chaque demi-heure, chaque heure et même chaque deux ou trois heures.

Sous l'influence du *veratrum album*, on voit les vomissements et les déjections s'éloigner, s'amoindrir et s'arrêter, le froid cesser, le pouls reprendre de l'ampleur, la respiration se rétablir, les forces et la confiance renaître; en un mot, toute la gravité de la maladie s'évanouir.

Je suppose que les symptômes précédents existent en tout ou en partie, mais que certains accidents nerveux prédominent à un haut degré; qu'il y ait douleur anxieuse au creux de l'estomac et dans le ventre, augmentée par le toucher; qu'il y ait des crampes avec secousses convulsives des membres; que les doigts des pieds et des mains soient contracturés, que des vomissements se manifestent précédés de serrement à la poitrine.

Dans cette conjoncture, *cuprum* est absolument nécessaire. Huit à dix globules de la 12ᵉ dilution dans un verre d'eau, ou bien une goutte de la même dilution de ce médicament dans dix cuillerées à bouche du même liquide. On alterne souvent avec avantage *veratrum et cuprum* d'heure en heure ou de deux en deux heures, parce que ces médicaments représentent à eux deux tous les symptômes caractéristiques du choléra à cette période de son évolution.

Si les symptômes suivants se manifestent dès le début du choléra ou dans le cours de son développement, savoir : Soif inextinguible avec désir d'eau froide, douleur brûlante au creux de l'estomac, aux intestins et à la gorge, anxiété, agitation incessante, crainte de la mort, cris violents arrachés par la douleur, faiblesse excessive, refroidissement des extrémités, couleur bleuâtre ou violacée des téguments, absence complète du pouls, qu'il y ait d'ailleurs ou qu'il n'y ait pas des crampes, des convulsions, des vomissements et de la diarrhée; il faut administrer *arsenicum*. On fait dissoudre de trois à six globules de la 12e dilution dans un verre d'eau, dont on administre une cuillerée à bouche de demi-heure en demi-heure, ayant soin plus tard d'espacer d'autant plus les doses, que l'amélioration fait plus de progrès. Dans tous les cas de choléra grave, le signe le plus positif d'une modification favorable, c'est la réapparition des urines supprimées. Elles sont d'abord troubles et même sanguinolentes; parfois leur émission cause d'assez vives douleurs.

Sous l'influence de *veratrum*, de *cuprum* et d'*arsenicum*, il arrive très fréquemment que les vomissements s'apaisent, que l'ensemble des symptômes s'améliore progressivement et que la santé se rétablit. Ces trois médicaments suffisent le plus souvent à la curation du choléra. Cependant il reste quelquefois, après que leur action est épuisée, les symptômes suivants : Tête embarrassée, étourdie comme dans l'ivresse, sens émoussés et particulièrement l'ouïe, découragement profond et préoccupation constante de la mort, déjections alvines persistantes, décolorées, semblables à la décoction de riz, absence de la bile dans les évacuations intestinales. Dans ce cas, Rummel a employé avec beaucoup de succès le *secale cornutum* 6e, surtout chez les sujets faibles, cacochymes et épuisés par des souffrances antérieures. Peu après l'emploi de ce médicament, les douleurs des membres se calment, les selles deviennent jaunes ou vertes, ce qui permet de concevoir les plus grandes espérances. Le mode d'administration de *secale cornutum* est le même que celui de *veratrum*, mêmes doses et mêmes répétitions.

J'arrive à la forme la plus grave du choléra asiatique. Cette forme se développe d'emblée, ou bien elle constitue ce qu'on est convenu d'appeler la troisième période de cette maladie. On l'a encore désignée sous les noms de *choléra sec*, de *choléra asphyxique*. On trouve dans ces cas : Diminution, suppression ou absence primitive des évacuations intestinales et des vomissements, faiblesse excessive, tantôt crampes douloureuses, tantôt insensibilité générale, yeux enfoncés dans les orbites, entourés d'un cercle noir et tournés en haut, blanc de l'œil pâle et terne, encadré dans les paupières entr'ouvertes et immobiles, coma ou remarquable conservation de l'intelligence, peau livide et bleuâtre, froide et visqueuse comme la peau d'une grenouille (expressions de Récamier), oppression extrême, respiration lente et laborieuse, haleine froide, voix éteinte, battements du cœur presque imperceptibles, pouls nul.

Dans cette variété du choléra, l'innervation, la circulation centrale, la circulation capillaire, la colorification, les sécrétions, enfin toutes les fonctions les plus prochainement nécessaires au maintien de l'existence sont à peu près anéanties.

Au milieu de ces graves dangers, le médecin homœopathe ne s'avoue pas vaincu, il peut encore compter sur *camphora, digitalis, hydrocyani acidum, carbo vegetabilis*. Un certain nombre de malades chez lesquels le cœur semblait ne pas se contracter, et dont le pouls était insensible, ont été sauvés à l'aide de ces médicaments.

Dans le choléra qui débute par la période asphyxique, avec crampes, mouvements convulsifs et raideur tétanique, *l'esprit de camphre* administré de cinq minutes en cinq minutes, à la dose de deux gouttes sur un morceau de sucre, ou dans une cuillerée d'eau tiède, peut être d'un très grand secours, il combattra l'état convulsif et relèvera la vitalité près de s'éteindre.

Si, dans la dernière période du choléra, les crampes, les convulsions, la rigidité ont fait place au relâchement et à une grande faiblesse, le camphre administré comme il a été dit ci-dessus peut encore stimuler efficacement les forces et amener une réaction salutaire, à condition que la diarrhée et les vomissements n'existent pas.

Cependant, il se présentera beaucoup de cas où le camphre administré à doses répétées et pendant demi-heure, restera sans effet, alors le *carbo vegetabilis* sera encore parfois un remède héroïque.

Bakody, Fischer et beaucoup d'autres homœopathes ont employé ce médicament avec beaucoup de bonheur. On fait dissoudre dix à douze globules de *carbo vegetabilis* 12me dans un verre d'eau, ou bien on mêle à la même quantité de ce véhicule une goutte de la 12me atténuation du même médicament, et chaque cinq, dix ou quinze minutes, on administre au malade une cuillerée à bouche de l'une ou de l'autre de ces préparations.

Carbo vegetabilis peut demeurer sans résultat; dans cette hypothèse, on a recours à *acidum hydrocyani* 3me; on donne de ce médicament trois à six globules chaque cinq ou dix minutes. Si l'on ne compte pas sur l'action suffisante des globules, à cause de l'altérabilité de cette substance médicamenteuse, on fait prendre aux mêmes intervalles et dans une cuillerée d'eau, une goutte entière de la 3me dilution de cet acide préparé récemment.

Enfin, *digitalis* est encore une ressource pour cette période grave et ultime du choléra. Curie avait en ce médicament une grande confiance; il m'a affirmé à Londres, en 1851, qu'il lui avait rendu de véritables services dans cette phase redoutable de la maladie. Il administrait simultanément au même individu et en les alternant, la teinture mère, la 6ᵐᵉ et la 30ᵐᵉ dilution, dans le but de développer toute la puissance de cet agent thérapeutique. Dans un cas urgent, si les moyens précédents avaient échoué , je crois qu'on ne devrait pas négliger le remède préconisé par le docteur Curie.

Jusqu'à ce moment nous avons parlé des diverses phases du choléra, depuis ses symptômes d'invasion jusqu'à la période d'algidité la plus prononcée ; nous avons vu quels étaient les remèdes spéciaux qu'il fallait appliquer à la curation de chaque groupe de symptômes caractérisant telle forme ou telle phase d'évolution de la maladie. Nous avons fait assister le lecteur à la période de réaction, qui est le premier pas fait vers la guérison, et sans l'obtentio nde laquelle le rétablissement de la santé ne serait jamais possible. Mais une fois cette réaction obtenue, le traitement est-il terminé, la maladie est-elle définitivement vaincue? Je suis obligé de répondre non. Il y a un traitement de la période réactive, comme il y en a un de la période de dépression. Ce traitement est adapté, selon les circonstances, aux diverses complications qui surgissent après le rétablissement relatif des forces et des fonctions les plus importantes de l'organisme.

Quelle que soit la forme ou la période du choléra à la suite de laquelle l'amélioration se prononce, on est averti des bons effets du traitement homœopathique par une série de modifications favorables, que le docteur Quin[1] résume de la manière suivante : « Le pouls se relève, la température de la peau s'approche de l'état normal, une sueur chaude paraît. Si, après la période d'action des médicaments, la soif , la diarrhée, les vomissements dispa-

---

[1] M. Quin a été autrefois médecin du roi Léopold de Belgique ; il est aujourd'hui le médecin homœopathe le plus répandu de la haute société de Londres.

raissent, que la flexibilité des membres remplace leur état de raideur, on peut se livrer à des espérances fondées, qui se réalisent à l'apparition des urines. Elles sont quelquefois noirâtres au commencement, plus tard elles deviennent claires ; mais le meilleur signe est le dépôt d'un sédiment blanchâtre. »

Telle est la réaction contenue dans des limites convenables. Lorsqu'elle se prononce avec cette régularité, le médecin n'a presque rien à faire, il reste simple spectateur des efforts salutaires de la force médicatrice de la nature. Il n'a qu'à surveiller le régime alimentaire du malade.

La réaction peut être est insuffisante ou exagérée. La réaction insuffisante se manifeste par le rétablissement incomplet de la chaleur, par une faible transpiration, par une faible sécrétion d'urine. Cette amélioration disparaît pour faire place de nouveau à des symptômes caractéristiques de la maladie.... Alors, il faut revenir à l'usage des médicaments qui avaient provoqué cette réaction qui ne s'est pas maintenue.

La réaction exagérée est remarquable par la formation de congestions sanguines sur différents organes très-importants ; le cerveau, les poumons, l'estomac et les intestins deviennent le siége de ces maladies secondaires. Tantôt les congestions sont accompagnées d'une fièvre inflammatoire, tantôt d'une fièvre nerveuse avec état typhoïde.

Voici par quels moyens il faut combattre les complications survenues dans la période de réaction.

Le pouls plein, élevé et dur, la chaleur forte et sèche, la céphalalgie, la lourdeur et la pesanteur de tête, l'injection de la conjonctive, la respiration fréquente et élevée, la bouche sèche, la langue rouge, la soif vive, l'urine rare et foncée en couleur, tous ces symptômes de la fièvre inflammatoire réclament l'usage d'*aconitum* : une goutte de la 6me dil. dans huit cuillerées d'eau, à prendre une cuillerée à bouche chaque heure ou chaque deux heures, d'après la violence des symptômes inflammatoires.

La respiration difficile, courte, rapide et anxieuse, avec élancements dans la poitrine, l'état comateux avec léger délire, la douleur de tête aggravée par le moindre mouvement, le pouls modérément fort et plein, la langue sèche recouverte d'un enduit sale, la constipation, indiquent l'usage de *bryonia*. Mêmes doses, même dilution, mêmes répétitions que pour *aconitum*.

L'oppression anxieuse de la poitrine, la respiration fréquente et laborieuse, le coma somnolent avec délire sourd, murmures et carphologie, le pouls accéléré, petit, vite et irrégulier, la langue sèche et tremblottante, les lèvres encroûtées, le tremblement des membres et les soubresauts des tendons, les selles diarrhéiques, douloureuses ou involontaires, indiquent l'usage de *rhus toxicodendron* 6me. Les doses et l'administration de ce médicament sont encore les mêmes que pour les remèdes précédents.

L'injection de la face, la douleur de tête, l'insomnie, la jactation et le délire, la fréquence, la vitesse et la petitesse du pouls, réclament l'administration de *belladona*. On verse une goutte de la 12me dilution dans un verre d'eau et on administre de ce mélange une cuillerée à bouche d'heure en heure ou de deux en deux heures. Plus les symptômes sont graves, plus les doses doivent être rapprochées.

Le coma, le gonflement, la coloration violacée de la face, la respiration haute et profonde, le pouls plein, rare et dur, indiquent l'emploi d'*opium* 6me-atténuation. Les doses et les répétitions sont les mêmes que pour *belladona*.

Je me borne à signaler les indications précédentes. Ce sont celles qui se présentent le plus fréquemment à remplir dans la période de réaction du choléra. Il ne faut pas oublier que j'écris cette instruction exclusivement pour les hommes du monde qui pourraient se trouver dans l'obligation de soigner des malades, en l'absence d'un médecin homœopathe. Je ne recherche l'approbation de personne et je méprise les critiques sans conviction ; je ne relève que de Dieu et de ma conscience. Si j'avais eu le droit de rééditer la brochure du docteur Chargé, je n'eusse pas publié la mienne.

Il ne me reste plus que quelques mots à dire sur la convalescence.

La convalescence du choléra est difficile à conduire. Le moindre écart de régime peut être suivi d'une rechûte fatale. Les malades doivent suivre un régime sévère pendant plusieurs jours et s'observer beaucoup. Le bouillon de bœuf froid et bien dégraissé est l'aliment que les cholériques convalescents supportent avec le plus de facilité.

Une maladie aussi grave que le choléra laisse souvent les convalescents dans une grande faiblesse. *China* 6me, administré à la dose de quelques globules ou d'une goutte chaque jour, dissipe sûrement cette débilité.

Je termine, en établissant comme règles générales :

1° Que les doses des médicaments doivent être répétées d'autant plus souvent que les symptômes sont plus violents, et vice versâ ;

3° Que dans toute la durée de la maladie, l'eau fraîche doit être exclusivement administrée pour boisson, en ayant soin d'en donner souvent et en petite quantité à la fois. Toute autre boisson que l'eau, de quelque nom qu'on la décore, doit être bannie ; elle contrarierait l'action des remèdes homœopathiques.

3° Que tous les médicaments peuvent être indifféremment administrés sous forme de globules ou de gouttes. On fait dissoudre quelques globules médicamenteux dans un verre d'eau , ou bien on mêle à la même quantité de ce liquide une goutte de la dilution indiquée du médicament ;

4° Qu'on doit s'abstenir de toutes les frictions faites avec des liniments, de quelque nature qu'ils soient. Tout au plus, si on peut se permettre des frictions sèches pratiquées avec de la flanelle. Les frictions n'ont pas la puissance de rétablir la chaleur. Le meilleur moyen de rappeler cette dernière , c'est d'administrer des médicaments qui agissent sur les centres de la vie et modifient la cause dynamique de la maladie. Il est absolument interdit de mélanger le traitement homœopathique avec les remèdes préconisés par l'ancienne médecine ; une telle association serait monstrueuse.

Comme il est absolument indispensable de ne pas perdre un seul instant dans le traitement du choléra, et qu'il est nécessaire d'avoir les médicaments sous la main pour les administrer dès les premières atteintes de la maladie, je donne ci-dessous la liste de ces médicaments que l'on pourra se procurer chez les pharmaciens ayant donné des gages à l'homœopathie :

1° Esprit de camphre de Hahnemann ;

2° Veratrum album, 12me ;

3° Cuprum , 12me ;

4° Arsenicum, 12me ;

5° Ipécacuanha , 3me ;

6° Phosphori acidum , 6me ;

7° Secale cornutum, 6me ;

8° Carbo vegetabilis , 12me ;

9° Hydrocyani acidum , 3me ;

10° Digitalis, tinct. mat.;

11° Digitalis, 6me;

12° Digitalis, 30me;

13° China, 6me;

14° Aconitum, 6me;

15° Bryonia, 6me;

16° Belladona, 6me;

17° Rhus toxicodendron, 6me;

18° Opium, 6me.

Lorsque l'on redoute d'un instant à l'autre l'invasion du choléra, il faut être muni au moins des huit premiers remèdes, afin de pouvoir les administrer, selon les circonstances, avant l'arrivée du médecin. Il est nécessaire d'avoir en sa possession tous les médicaments ci-dessus indiqués, si dans la localité on est dépourvu de médecins et de pharmaciens homœopathes.

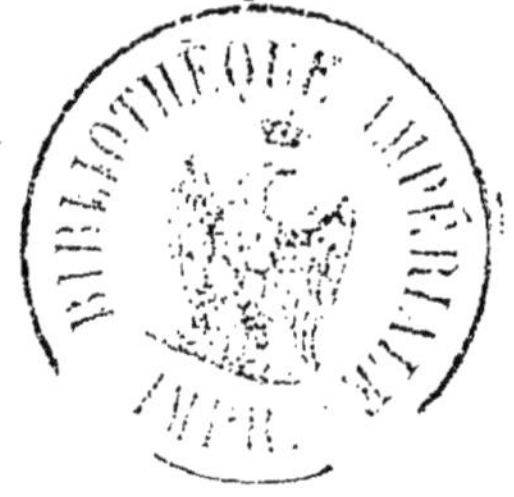